AF372688

DE

L'OCCLUSION DU PÉRITOINE

PAR LA LIGATURE ÉLASTIQUE

APRÈS LA KÉLOTOMIE

PAR

Emile-Charles-Louis GALLAND,

Docteur en médecine de la Faculté de Paris.

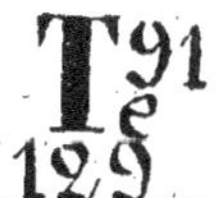

PARIS

A. PARENT, IMPRIMEUR DE LA FACULTÉ DE MÉDECINE

29-31, RUE MONSIEUR-LE-PRINCE, 29-31.

1878

DE

L'OCCLUSION DU PÉRITOINE

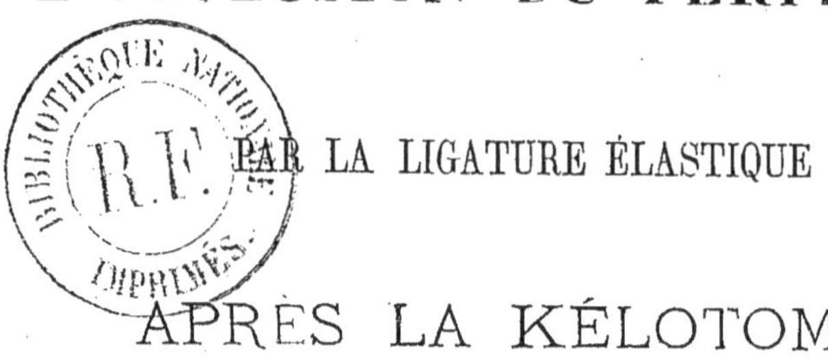

PAR LA LIGATURE ÉLASTIQUE

APRÈS LA KÉLOTOMIE

PAR

Emile-Charles-Louis GALLAND,

Docteur en médecine de la Faculté de Paris.

* * *

PARIS

A. PARENT, IMPRIMEUR DE LA FACULTÉ DE MÉDECINE

29-31, RUE MONSIEUR-LE-PRINCE, 29-31.

1878

DE L'OCCLUSION DU PÉRITOINE

PAR LA LIGATURE ÉLASTIQUE

APRÈS LA KÉLOTOMIE

CHAPITRE I.

DES PRINCIPALES OPÉRATIONS QUI ONT ÉTÉ TENTÉES EN VUE
D'AMENER L'OCCLUSION DU SAC HERNIAIRE.

La conduite d'un chirurgien en présence d'une hernie étranglée est ordinairement la suivante : il cherche
d'abord à la réduire par un taxis modéré, si toutefois
l'étranglement est de date récente. Mais si ce moyen
ne réussit pas, il se décide alors à pratiquer la kélotomie.
Il incise successivement la peau et les couches sous-ja-
centes, puis, arrivé sur le sac, il peut suivre deux procédés bien différents : ou bien à l'exemple de J.-L. Petit débrider sur l'anneau sans ouvrir le sac; ou bien

si l'anneau n'est pas l'agent de l'étranglement, ce qui arrive souvent, il ouvre le sac et débride sur le collet.

Je suppose maintenant le cas le plus simple, celui dans lequel l'opérateur a affaire à une entérocèle : il est obligé d'ouvrir le sac et tombe sur une anse intestinale parfaitement saine qu'il réduit après débridement sur le collet. Le sang une fois étanché, la plaie bien nettoyée, il fait un pansement à plat, ou bien il applique un bandage compressif, ou bien il place des mèches de charpie à l'intérieur de la plaie, quelquefois même dans le sac jusque vers le collet. Voilà en quelques mots les différentes phases de la kélotomie telle qu'on la pratique aujourd'hui.

Le chirurgien qui opère ainsi met certainement son malade à l'abri de deux complications d'une extrême gravité : l'anus contre nature, et surtout la perforation intestinale amenant l'épanchement de matières stercorales dans la cavité péritonéale et la mort.

Mais en écartant une cause de péritonite, il en crée une autre non moins redoutable que la précédente, je veux parler de la communication de la plaie extérieure avec la grande cavité séreuse. En effet, rien n'empêche le pus de pénétrer dans le péritoine et d'en provoquer l'inflammation suraiguë ; d'autre part, qu'il survienne une de ces complications des plaies (phlegmon, érysipèle, diphthérie) si fréquentes dans les hôpitaux, le malade sera infailliblement voué à la mort.

Les diverses statistiques relatives à l'opération de la hernie étranglée avec ouverture du sac fournissent en moyenne une proportion de 50 0|0 dans la mortalité. Etant donné que dans la majorité des cas les chirurgiens avaient réduit un intestin parfaitement sain et avaient mis leurs malades dans les conditions les plus favorables à la guérison, d'où pouvaient donc venir des résultats aussi déplorables ? En défalquant les réductions d'intestins présentant de petites plaques de sphacèle (Velpeau), les perforations larvées qui sont rares et les intestins trop congestionnés ou accompagnés d'épiploon sain ou douteux que les chirurgiens laissaient généralement dans la plaie, on ne trouve plus pour expliquer la péritonite généralisée, si fréquente après la kélotomie, que l'entrée du pus fourni par la plaie dans la cavité péritonéale.

Quels sont donc les moyens que les chirurgiens ont tenté d'opposer à cette redoutable complication ? Ils sont au nombre de quatre principaux : l'opération de J.-L. Petit ; la suture de la plaie ; la ligature caustique ; la ligature élastique.

Je vais donc les examiner successivement au point de vue des avantages ou des inconvénients qu'ils peuvent présenter.

II.

OPÉRATION DE J.-L. PETIT.

Elle est nettement indiquée toutes les fois qu'un malade arrive dans les deux premiers jours de l'étranglement sans avoir subi de séance de taxis forcé. Je sais bien qu'on lui reproche de permettre la réduction d'organes altérés; c'est là un fait incontestable, puisque dans l'état actuel de la science on ne peut juger de l'état des parties herniées d'après la durée de l'étranglement. Dans cet ordre d'idées on pourrait citer l'observation de M. Tillaux (Bulletin de thérapeutique 1869, t. LXXVI, p. 541), qui a pu constater une perforation intestinale après 13 heures d'étranglement.

Mais ces reproches sont plus théoriques que pratiques; on n'a rien à craindre tant qu'on opère dans le délai voulu; et l'observation de M. Tillaux est une exception. Comme je le démontrerai plus loin au chapitre des indications, l'opération de J.-L. Petit donne des résultats incomparablement plus satisfaisants qu'aucune autre méthode.

Néanmoins elle présente quelques légers inconvénients, tels que difficulté de maintenir la hernie réduite, surtout si le malade est indocile, se lève ou se livre à des mouvements désordonnés; d'un autre côté le sac restant intact, la récidive de la hernie est à peu près certaine. Or il est très-facile de parer à ces inconvénients, tout en laissant à l'opéré le bénéfice que lui procure l'intégrité du péritoine: il faut faire la ligature élastique du sac. Je me borne pour le moment à cette indication, me réservant d'en parler plus loin en détail.

III.

Suture de la plaie. — Pratiquée par Franco, A. Paré, elle fut surtout mise en honneur par Delpech et soutenue par Maisonneuve, Nélaton et Monod dans une discussion qui eut lieu à la Société de chirurgie en 184 (voir Bulletin de la Société de chirurgie, t. 1, p. 48) « Ces deux derniers chirurgiens, dit M. Gosselin, n'on pas dissimulé que des fusées purulentes dangereuses avaient quelquefois été la conséquence de cette pratique. » (Loc. cit., *in* Leçons sur les hernies, p. 244).

Cette complication est très-fréquente en effet, et l'on pourra voir aux observations n° IX et XV que l'emploi de la suture donna lieu à une suppuration qui aurait pu être funeste si la ligature élastique n'en avait empêché l'accès dans l'abdomen.

Dans le même ouvrage (p. 242), M. Gosselin apprécie ainsi cette opération : « La réunion immédiate a pour avantage, si elle réussit, d'éviter la suppuration de la plaie et la propagation de l'inflammation le long du sac jusqu'à la cavité péritonéale et aussi de donner une guérison prompte. Mais elle a pour inconvénient, si la suppuration arrive malgré la réunion, soit dans toute l'épaisseur de la plaie soit dans les couches profondes après la cicatrisation primitive des couches superficielles, de favoriser la rétention du pus dans la cavité du sac et les fusées de ce liquide dans le tissu cellulaire circonvoisin, peut-être jusque dans la cavité péritonéale, »

Voilà l'opération jugée, du moins au point de vue de la pratique ; car bien que Delpech ait eu d'assez beaux résultats soit dans sa clientèle, soit dans des hôpitaux ordinairement peu encombrés, ceux qu'on a obtenus à Paris ne plaident pas en faveur de la suture immédiate. Ce qui justifie cette idée, c'est qu'à l'époque où Malgai-

gne donnait sa fameuse statistique des hernies (in journal *l'Examinateur médical* 1841), la suture de la place
était faite dans la majorité des cas.

Enfin le procédé de Delpech ne saurait convenir aux
nombreux cas où l'épiploon, qu'on ne doit jamais réduire, fait partie de la hernie.

IV.

Procédé de Valette. — Le professeur de Lyon a imaginé
un mode d'occlusion qui mérite une sérieuse attention.
Mais, comme son procédé a été soigneusement décrit
par un de ses élèves, je me contenterai d'en faire une
description sommaire (V. Mocquin : D'un moyen nouveau de prévenir la péritonite consécutive à la hernie
étranglées th. de Montpellier, 1866, n° 102).

Voici comment on procède : On fait la kélotomie
comme à l'ordinaire ; on incise avec le bistouri la peau
et les plans sous-jacents ; puis on arrive sur le sac qu'on
ouvre : mais l'incision ne doit pas aller jusqu'au
collet afin de laisser à l'instrument la place nécessaire
pour une occlusion complète. On débride l'anneau constricteur et, l'intestin une fois réduit, on comprend le
sac et l'épiploon, s'il y en a, dans les branches canne-
lées d'une pince chargée de pâte de Canquoin. La disposition du caustique dans les deux branches est telle
que celles ci étant rapprochées, il ne peut agir que dans
l'étendue de la cannelure qui le renferme. On laisse

l'instrument en place pendant vingt-quatre heures environ; c'est à peu près le temps nécessaire à la chute spontanée de l'instrument. Sous l'influence du caustique, une légère péritonite adhésive adosse le sac à lui-même de manière à oblitérer complétement le trajet inguinal, et les parties situées au-dessous de la pince se détachent avec elle. Les suites de l'opération sont très-simples : aucune inflammation dangereuse ne se manifeste du côté du péritoine ; la plaie marche avec rapidité vers la cicatrisation.

Voici les objections que l'on a faites à ce procédé : on lui reproche d'être douloureux, de pouvoir déterminer une péritonite aiguë ou un phlegmon autour du sac en cas de diffluence du caustique et de favoriser ainsi l'inflammation que l'on voulait éviter.

De ces deux objections, la première doit être écartée, attendu que, de l'aveu des malades eux-mêmes, la seule douleur un peu vive résultant de la constriction exercée par la pince et de l'action du caustique est de courte durée et très-supportable.

Quant à la seconde, bien qu'on n'ait pas d'exemples d'inflammation consécutive à l'emploi de la pince de Valette, on peut, théoriquement du moins, redouter la diffusion du caustique potentiel.

Mocquin rapporte 5 observations de malades opérés par ce procédé : 5 guérisons ; et chez aucun malade on n'a eu l'occasion d'observer le moindre accident.

Comme en définitive, entre le procédé d'occlusion du péritoine et la ligature élastique du sac, il existe une grande analogie au point de vue des résultats immédiats et éloignés, je n'hésite pas à mettre à l'actif de l'occlusion telle que je la comprends, les 5 cas heureux du professeur de Lyon.

Je connais cependant un cas malheureux relaté très-brièvement dans un travail du Dr Mollière (Indication de l'occlusion du péritoine par la ligature élastique après la kélotomie, in *Lyon Médical*, 1877, t. XXV). L'autopsie permit de constater que la mort était due à la suppuration de la plaie résultant du débridement. C'est là une grave objection qu'on ne manquera pas de me faire; aussi je me réserve d'y parer plus loin en parlant des modifications que la ligature élastique doit apporter au manuel opératoire de la kélotomie.

En somme, l'opération de Valette donne de très-bons résultats; mais il est plusieurs raisons pour lesquelles on doit préférer le procédé de M. Mollière :

1° Le caustique a besoin d'être manié avec une très-grande prudence, il peut diffluer et produire les accidents déjà prévus;

2° Il faut un instrument spécial;

3° On n'a pas toujours le temps de se procurer le caustique et de charger la pince, surtout si on est appelé au loin. Enfin l'usage de la ligature élastique est si répandu, que tous les chirurgiens ont des fils de caoutchouc à leur disposition.

V

Ligature élastique. — En présence des dangers inhérents à la communication de la plaie avec la cavité péritonéale et de l'imperfection des divers procédés d'occlusion que je viens de passer en revue, le Dr Mollière a eu l'idée d'employer la ligature élastique du sac comme moyen d'occlusion du péritoine.

Les anciens avaient eu déjà recours à cette ligature avec un fil ordinaire. Ainsi Celse parle de ce procédé et ne le donne pas comme venant de lui. Paul d'Egine liait le sac et l'excisait au-dessous de la ligature. En un mot presque tous les chirurgiens jusqu'à J.-L. Petit employèrent ce procédé, mais seulement pour obtenir la cure radicale des hernies non étranglées.

Le Dran surtout était très-partisan de cette opération: « Dans la hernie crurale, je ne vois aucune difficulté de faire la ligature du sac herniaire à l'endroit le plus étroit. Dans la hernie inguinale cela ne se pourrait guère sans priver le malade d'un testicule, ainsi quoique cette ligature soit ce qui peut le mieux empêcher le retour de la hernie après la guérison, je n'ose la conseiller ; mais aux femmes, je conseille de la faire dans la hernie inguinale comme dans la hernie crurale. » (Observations de chirurgie, t. II, page 21.)

On voit par là que les anciens liaient en masse le cordon et le sac, soit parce qu'ils voulaient opposer au retour de la hernie une couche de tissu très-épaisse et une cicatrice très-résistante, soit parce qu'ils ne savaient pas isoler le sac. Ils condamnaient ainsi leur patient à la perte d'un testicule.

On sait que J.-L. Petit blâme énergiquement cette manière de faire et qu'à partir de ce moment la ligature du sac resta dans l'oubli pendant longtemps jusqu'à l'époque où de nouvelles tentatives furent faites pour

la cure radicale des hernies réductibles par Gerdy,
Bonnet de Lyon, Belmas, Valette de Lyon, etc.

Les diverses publications médicales de ce temps-là
sont fertiles en observations de ligature du sac dans le
but d'obtenir la cure radicale des hernies. Pour n'en
citer qu'une, le journal *l'Examinateur médical* de 1842
(t. III, p. 90) signale l'observation d'un enfant de 8
mois dont la hernie ombilicale ne pouvait être contenue
et pour laquelle Bouchacourt pratiqua avec succès la
ligature simple du sac herniaire.

Le même journal (année 1842, p. 25) contient un
travail de Nevermann sur la cure radicale de la hernie
ombilicale par la ligature du sac. Ce travail, outre qu'il
renferme beaucoup de cas de guérison, offre aussi un
historique assez complet de la ligature du sac dans les
hernies réductibles.

On pourrait produire un très-grand nombre d'observations de ce genre, mais je crois inutile d'insister
davantage. D'ailleurs, pour plus amples renseignements
on pourra consulter outre l'article de Nevermann, celui
de M. Raige-Delorme sur l'historique des hernies dans
le dictionnaire en 30 volumes.

On voit par toutes ces citations, que le péritoine qui
forme le sac des hernies réductibles, s'accommode très-
bien de la ligature, à plus forte raison, le sac d'une
hernie étranglée qui doit être considéré comme un péritoine pathologique ; dès lors cette membrane n'est pas
plus sensible à la constriction exercée par le fil qu'elle
ne l'est à la piqûre du trocart qui évacue une ascite.

Enfin, les observations anciennes nous montrent
qu'on obtenait ainsi la cure radicale de la hernie : voilà

une question du plus haut intérêt en faveur de laquelle
je donnerai plus loin quelques observations tirées de la
pratique de MM. Valette et Mollière.

CHAPITRE II.

DE LA LIGATURE ÉLASTIQUE DU SAC HERNIAIRE.

I.

De la manière de pratiquer la ligature élastique.

Le fil de caoutchouc qui sert aux différentes appli-
cations de la ligature élastique, est usité aussi pour la
ligature du sac herniaire ; il est cylindrique et mesure
à l'état de repos 2 millimètres de diamètre environ.
Avant de s'en servir, il faut l'avoir soumis à la chaleur
du corps en le plaçant dans la poche du pantalon. Alors
le fil, de blanc grisâtre qu'il était, devient brun foncé ;
il se fait en même temps une transformation molécu-
laire qui le rend très-dilatable et d'une solidité telle
qu'un homme, tirant de toutes ses forces, parvient difficilement à le rompre.

Quand on a cerné le sac dans l'anse de la ligature, il
ne faut pas arrêter le fil au moyen d'un nœud, car il
se casserait infailliblement ou bien ne serait pas assez

serré : il faut passer les deux chefs dans un tube de
Galli ou dans une chevrotine de plomb percée de trous
et ensuite écraser le plomb avec une pince.

* * *

II.

*Des modifications que la ligature élastique apporte au manuel
opératoire de la kélotomie.*

Ces modifications résultant surtout du mode opératoire
employé, je décrirai la ligature élastique appliquée :
1° au procédé de J. L.-Petit ; 2° au procédé ordinaire.

1° On a employé avec succès le procédé de J.-L. Petit :
on se contente, après la réduction des organes herniés,
d'attirer un peu le collet au dehors ; ce dernier est alors
saisi avec une pince à crémaillère et compris dans une
ligature élastique que l'on fixe comme il a été dit plus
haut. Si le collet avait contracté des adhérences avec
l'anneau fibreux, il faudrait les respecter ; on placerait
alors la ligature immédiatement au-dessous. Si le sac
est volumineux, on l'excise, après avoir lié, à 2 ou 3
centimètres au-dessous de la ligature.

2° On fait le procédé ordinaire : il faut ouvrir le sac
en ménageant l'incision de telle sorte qu'il reste au-
dessous du collet un espace suffisant pour recevoir la
ligature. Puis vient le temps le plus délicat de l'opération, le débridement : il faut pour cela employer le procédé de MM. Malgaigne et L. Lefort. On introduit entre

l'intestin et le collet le petit bout émoussé de la spatule, ou tout simplement des ciseaux mousses et courbés sur le plat, qui sont introduits fermés entre l'intestin et l'agent de l'étranglement et dont on se sert comme d'un levier pour divulser le collet. Ordinairement ce moyen suffit à la réduction ; il a réussi presque toujours entre les mains de M. Lefort qui l'emploie exclusivement. (Voyez Malgaigne, manuel de médecine opératoire revu par le professeur L. Lefort, 2ᵉ partie, p. 399.)

Quand la divulsion échoue, on peut recourir soit à un léger débridement (moucheture) suivi de divulsion, soit aux débridements multiples de Vidal.

L'emploi de ces trois modes de débridement n'expose jamais à une suppuration assez abondante pour faire courir au malade le moindre danger; de plus la plaie est tellement superficielle que le collet n'étant pas traversé dans toute son épaisseur, l'occlusion est absolue.

Quel que soit le mode de débridement employé, il faut autant que possible attirer le sac au dehors et placer le fil de telle sorte que la plaie du collet se trouve au-dessous de la ligature. De cette façon, que la plaie soit petite ou grande, la suppuration ne peut se faire du côté de la cavité abdominale.

Néanmoins, quand des adhérences du collet au sac ne permettent pas de réaliser ce temps de l'opération, il n'y a aucun danger à ce que les débridements soient compris dans l'occlusion, pourvu qu'ils soient peu profonds.

Si l'on avait débridé largement en plaçant la ligature au-dessous de la plaie du collet, on pourrait ne pas avoir réalisé l'occlusion comme dans l'observation nº XIII.

Le malade qui en fait le sujet était atteint de cirrhose du foie et d'ascite ; il se fit une hernie étranglée qui fut débridée largement ; on pratiqua la ligature élastique du sac et, malgré l'occlusion du péritoine, le liquide ascitique continua à sortir par la plaie faite au collet du sac. Le malade a guéri. De cette observation on peut tirer deux conclusions : 1° il ne faut pas faire un débridement trop large ; 2° l'ascite n'est pas une contre-indication à la ligature élastique et n'en compromet pas le succès.

Enfin si l'on avait débridé largement, outre que la cavité abdominale ne serait pas fermée, le malade courrait encore les chances d'une suppuration pouvant amener la mort. C'est ce qui arriva à M. Valette dans un cas que j'ai déjà cité.

La présence de l'épiploon ne modifie en rien la ligature élastique ; on le laisse au dehors et, après l'avoir attiré un peu dans la plaie, on le lie avec le sac et on excise au-dessous de la ligature.

Quant aux indications fournies par les organes herniés, elles seront traitées dans le chapitre suivant.

La plaie doit être pansée à plat ; on peut aussi ne pas faire de pansement ; un certain nombre d'opérés du Dr Mollière (voir les observations III, IV, V, VI, VIII) se sont très-bien trouvés de cette manière de faire qui permet de surveiller la plaie en cas de fusées purulentes, d'érysipèles, etc., et comme la ligature élastique suffit très-amplement à la contention de la hernie, il faut rejeter absolument les bandages compressifs qui ont l'inconvénient de retenir le pus dans le plaie, de favoriser les fusées purulentes et de retarder la cicatrisation.

La suture même partielle de la plaie est passive des mêmes reproches : il se forme souvent des foyers purulents qui obligent le chirurgien à enlever les fils, comme on peut le voir dans les observations IX et XV.

Ainsi pas de pansement, pas de bandages par occlusion, pas de bandages compressifs, car, j'insiste sur ce point, la ligature élastique *assure la contention* de la hernie quelle que soit l'indocilité du malade. L'observation XII en est une preuve. Le vieillard qui en fait l'objet s'était livré à des mouvements désordonnés dans son lit ; néanmoins la hernie fut contenue. Il est vrai qu'il mourut, et l'on pourrait bien imputer ce cas malheureux à la méthode d'occlusion. Mais étant donné d'une part qu'on avait affaire à un vieillard de 66 ans, cachectique, hémiplégique ; d'autre part qu'il était entré à l'hôpital avec un étranglement datant de 8 jours, qu'il était dans une prostration complète depuis ce temps-là et qu'il n'en est jamais sorti, on est en droit de croire qu'il est mort de l'étranglement lui-même, de sa réaction fâcheuse sur l'économie comme dit le professeur Gosselin. Malheureusement l'autopsie ne put être faite ; mais le rétablissement du cours des matières après l'opération, la cessation des vomissements, l'absence de température élevée, sont de bons arguments en faveur de l'absence de péritonite traumatique ou par perforation intestinale.

III

Des avantages de la ligature élastique sur la ligature simple.
—J'ai déjà exposé les avantages de la ligature élastique

sur les autres procédés d'occlusion. Voici maintenan
pourquoi l'on doit la préférer à la ligature par un fil
ordinaire :

1° La constriction exercée par le fil de caoutchouc
n'est pas douloureuse comme celle du fil simple.

2° La constriction exercée par la ligature élastique
est constante ; et, quelle que soit l'épaisseur des tissus à
sectionner, elle les enserre toujours aussi fortement
lorsqu'elle est sur le point de tomber qu'au moment de
son application, tandis que la ligature simple ne serre
plus une fois qu'elle a ulcéré la périphérie du tissu à
sectionner.

3° La chute du fil élastique, tout en laissant un temps
suffisant pour la formation des adhérences, tombe assez
rapidement pour permettre la prompte cicatrisation de
la plaie. Le fil tombe ordinairement vers le septième
jour.

CHAPITRE III

DES INDICATIONS ET CONTRE-INDICATIONS DE LA LIGATURE
ÉLASTIQUE.

I

La ligature par elle-même, et considérée uniquement
au point de vue de la constriction du péritoine par un fil,
ne présente aucun danger. Je crois avoir suffisamment

démontré cette innocuité dans mon esquisse historique.
On voit en effet que les chirurgiens anciens et même un
certain nombre de nos contemporains ont pratiqué cette
opération pour contenir des hernies volumineuses et
assurer leur cure radicale.

Ce n'est donc pas ce côté de la question qui doit pré-
occuper le chirurgion : son attention doit être portée
avant tout sur les organes herniés. Si l'on avait toujours
affaire à des hernies non compliquées d'épiploon et à
des malades arrivant assez à temps pour éviter les complications qui se produisent du côté des parties étranglées, rien ne serait plus simple que les indications de
la ligature élastique.

Malheureusement, il n'en est pas toujours ainsi ; et,
lorsque le sac est ouvert, on se trouve en présence d'organes plus ou moins altérés. Deux questions viennent
alors naturellement à l'esprit : faut-il réduire, faut-il
faire l'occlusion ? La première de ces deux questions
est, je crois, vidée : tous les auteurs sont d'accord pour
ne pas réduire un intestin douteux, et la pratique de
Velpeau, qui réduisait de petites plaques de sphacèle,
est justement abandonnée. Il ne reste donc plus que
la question d'occlusion, qui réclame des indications
péciales.

Comme la question de siége est sans importance, je
ses décrirai suivant le contenu des hernies :

Entérocèles;

Entéro-épiplocèles.

II

Entérocèles.

Il faut d'abord envisager la question au point de vue du sac lui-même ; or, deux cas peuvent se présenter : 1° on fait l'opération de J.-L. Petit; 2° on fait la kélotomie ordinaire.

1° *Opération de J.-L. Petit.* — Lorsqu'on entreprend cette opération, c'est que tout porte à croire que les parties herniées sont exemptes de lésions. Je suppose donc que cette condition indispensable au succès est obtenue. Comme l'occlusion est déjà réalisée par l'intégrité du sac lui-même ; en d'autres termes, comme ni l'air, ni le sang ne peuvent pénétrer dans l'abdomen, comme il n'y a pas au niveau du collet de plaie capable de suppurer, on n'a plus à craindre que la contention difficile de la hernie et sa récidive après la guérison. Or, la ligature élastique, sans faire courir plus de danger au malade que l'opération elle-même, pare à ces deux inconvénients.

Assurément, si une perforation intestinale devait se produire après la réduction et amener une péritonite mortelle, ce n'est pas à la ligature qu'il faudrait s'en prendre, mais au procédé de J.-L. Petit.

Si donc, théoriquement, on peut dire que ce procédé ne permet pas de s'assurer de l'état de l'intestin, en pratique on peut affirmer que cette opération n'est pas si dangereuse qu'on pourrait le croire ; et si l'on consulte la statistique du *Nouveau Dictionnaire de médecine et de chirurgie pratiques* (t. XVII, p. 618), on trouve qu'elle donne seulement 14 p. 100 de morts, tandis que la kélotomie ordinaire en donne 50 p. 100.

Il est certain que cette immense supériorité est due à ce que la kélotomie ordinaire est pratiquée dans les cas favorables ou défavorables, sans distinction.

Néanmoins on peut, d'après les chiffres précédents, conclure que la kélotomie sans ouverture du sac est une bonne opération, et que ses légères défectuosités disparaissent par l'emploi de la ligature élastique.

Je n'ai, à l'appui de cette assertion, que les observations V et VI ; mais je crois qu'elles plaident suffisamment en faveur de l'opération ainsi modifiée.

2° *On fait la kélotomie ordinaire.* — Dans cette opération le danger peut venir de deux côtés : du débridement et de l'intestin.

Je me suis déjà expliqué au sujet du premier ; je dois ajouter que l'occlusion est contre-indiquée lorsqu'on est obligé de débrider profondément vers l'anneau interne. Je dois rappeler aussi que, lorsqu'on a fait au collet une plaie profonde et qu'on ne peut pas l'attirer de façon à placer cette plaie en dehors de la ligature, on ne doit pas non plus tenter l'occlusion.

Il va sans dire que le débridement en dehors du sac est préférable à tout autre, car il met le malade dans des conditions à peu près semblables à celles de l'opération de J.-L. Petit, modifiée par la ligature. Aussi doit-on toujours tenter le mode de débridement qui a pleinement réussi dans les observations III et IV.

Quant à l'intestin, c'est lui qui fournit les indications capitales. Or, comme il peut se présenter à l'ouverture du sac sous des aspects très-différents, depuis une légère congestion jusqu'à la perforation, il est indispensable de savoir dans quels cas on peut le réduire et surtout en tenter l'occlusion.

La congestion, sans autres lésions concomitantes, n'est pas une contre-indication à l'occlusion ; les observations III, IV, et XI sont des exemples d'intestins très congestionnés avec persistance de l'empreinte constrictive ; il ont été néanmoins réduits et l'occlusion a a été suivie de succès. L'observation X contient encore un autre exemple d'intestin *très-congestionné, presque noir* : l'occlusion n'a donné lieu à aucun accident et le malade a parfaitement guéri. Cependant je crois qu'en pareil cas il serait prudent de ne pas lier le sac.

En résumé, on peut tenter l'occlusion même quand l'intestin offre une couleur rouge sombre, pourvu qu'il n'y ait pas de plaques gangréneuses, d'abcès, d'ecchymoses, etc., et pourvu que l'empreinte de l'étranglement ne soit pas trop prononcée.

Il est presque inutile de dire qu'on ne doit pas faire l'occlusion avec des lésions telles que plaques marbrées, ecchymoses, phlyctènes, abcès, qui sont souvent le prélude d'une perforation intestinale, et à plus forte raison quand la perforation existe. Cependant, lorsqu'elle est large, on pourrait la traiter comme une plaie intestinale simple et pratiquer la suture de Gély ou celle de Lambert. Comme, en pareil cas, l'intestin une fois réduit ne doit pas forcément rester au voisinage de l'orifice abdominal, on peut toujours tenter l'occlusion qui n'est alors pas plus dangereuse que la suture intestinale elle-même. C'est le cas de l'observation VII : un homme de 61 ans présente une perforation assez large pour y passer le petit doigt; on fait 3 points de suture absorbable, réduction, occlusion; le malade a très-bien guéri. Voilà un cas heureux et une tentative hardie qu'il faut bien se garder d'ériger en méthode; je conclus donc ainsi : quelle que soit l'étendue de la perforation, il ne faut ni réduire l'intestin, ni faire l'occlusion du sac.

Il faut être très-circonspect au sujet des adhérences de l'intestin au sac, surtout quand elles siégent au niveau du collet. Elles indiquent presque toujours un travail inflammatoire salutaire qui s'est effectué en vue d'éviter l'épanchement de matières stercorales dans le péritoine. C'est ce qni est arrivé pour le malade de l'observation XVIII : il avait réduit lui-même un intestin gangréné, mais des adhérences salutaires avaient mis la perforation intestinale en rapport avec l'orifice du sac; le péritoine fut ainsi soustrait à l'épanchement stercoral et le malade guérit.

On voit par ce fait quelle est la signification et le pronostic des adhérences de l'intestin au collet. Aussi sans m'occuper de la réduction et du débridement en pareil cas, je me contenterai de dire : *pas d'occlusion.*

Il n'en est pas de même pour les adhérences de l'intestin au corps du sac. Comme elles sont souvent formées par une couenne fibrineuse facile à détacher et qu'elles sont ordinairement le résultat d'une inflammation provoquée par l'emploi d'un bandage mauvais ou mal appliqué, comme en un mot elles sont rarement symptomatiques de perforation intestinale, il est permis alors de faire la réduction et l'occlusion. A l'appui de cette assertion, je citerai l'observation III : un intestin très-congestionné adhère au sac par des fausses membranes ; on le dépouille de sa couenne fibrineuse et, la réduction faite, on pratique l'occlusion. Guérison.

Cependant je crois indispensable de faire des réserves à ce sujet, ma proposition n'est pas absolue, et il existe certainement des cas analogues où l'on ne doit pas faire l'occlusion, par exemple si, après la décortication des produits inflammatoires, on trouvait une érosion assez grande de la surface séreuse de l'intestin pour redouter une inflammation consécutive de cet organe.

Les anciens regardaient la sérosité contenue dans le sac comme un danger pour l'occlusion ; c'est ce que prouve le passage suivant : « Il y a cependant des cas où cette ligature ne convient pas, où même elle pourrait être pernicieuse ; c'est lorsqu'en faisant l'opération on a trouvé dans le sac herniaire une certaine quantité de sérosité cadavéreuse enfermée avec l'intestin. » (Le Dran, *Observations de chirurgie*, t. II, p. 21.)

Pour nous, l'issue d'une sérosité plus ou moins colorée, peut-être même fétide, n'est pas une contre-indication, pas plus que la ponction capillaire de ce liquide avec tentatives de réduction. La preuve en est dans les observations VII et VIII, cette dernière surtout dans laquelle la ponction donna environ 200 gr. de liquide louche, fétide, d'une odeur gangréneuse ; l'occlusion du sac fut suivie de guérison.

Enfin, quand l'intestin a subi une ou plusieurs séances de taxis, il faut, avant de faire l'occlusion, s'enquérir de la durée et de la force employée, en se rappelant que souvent des gangrènes et des perforations plus ou moins tardives sont le fruit de cette manœuvre. De plus, si l'étranglement avait duré longtemps, deux ou trois jours par exemple, le taxis forcé aurait pour résultat la réduction d'un intestin douteux ou déjà altéré, et, en supposant que l'anse intestinale réduite fût restée à l'orifice abdominal, en y contractant des adhérences salutaires, l'occlusion serait fatale à ce double point de vue. L'observation suivante montre le danger qu'il y aurait à fermer le péritoine après un taxis forcé, pratiqué au bout de plusieurs jours d'étranglement.

Le nommé X. B..., âgé de 73 ans, entra à l'Hôtel-Dieu de Lyon le 22 décembre 1876. Le malade est porteur d'une hernie inguinale qui, d'ordinaire, rentre sans difficulté. Trois jours auparavant, dans la nuit du mardi au mercredi, cet homme après un repas copieux est tombé ; sa hernie est sortie brusquement, il n'a pu la réduire. Vomissements ; douleur, ballonnement du ventre. Le malade désespéré, après trois jours de souffrance, exécute lui-même une séance de taxis tellement énergique que la tumeur se réduit. Mais, tous les accidents persistent. Sur l'avis de son médecin, qu'alors seulement il fait appeler, on le transporte à l'hôpital, où en l'absence du Dr Mollière, chef du service, son collègue, M. Fochier, pratique le vendredi soir la kélotomie. Il tombe sur un sac petit, graisseux, contenant seulement quelques fausses membranes et une sérosité louche. Aucune tumeur au voisinage du collet.

Pas d'intestin, pas d'épiploon dans le sac. Dès le lendemain, on voit s'écouler par la plaie des matières fécales
entraînées par une sérosité abondante. Péritonite aiguë ;
le 25 au soir, mort. A l'autopsie, on a trouvé une péritonite aiguë généralisée avec épanchement d'une quantité considérable de matières stercorales dans le péritoine. En aucun point, au voisinage de la plaie, on ne
put trouver l'intestin malade. L'anse gangrénée et per-
forée gisait au fond du petit bassin. Elle était noirâtre
et friable, nettement limitée par un sillon ; la perforation siégeant au point opposé à l'insertion mésentéri-
que était large et irrégulière. (*Lyon Médical*, 1877,
t. XXV, p. 466.)

On voit que dans ce cas l'occlusion eût été fatale.
Cependant, dans les observations I et XVII, malgré le
taxis énergique et prolongé qui a précédé la kélotomie,
l'occlusion a réussi. D'ailleurs, dans presque toutes les
autres observations, des tentatives analogues ont été
faites sans danger pour le malade.

De ces faits, on doit tirer la conclusion suivante :
quand on pratique la kélotomie, après une ou plusieurs
séances de *taxis forcé*, si l'intestin n'est pas sain, il faut
éviter l'occlusion.

———

III

Entéro-épiphocèles.

Dans ce genre de hernie, les indications de l'intestin
étant les mêmes que pour la hernie purement intesti-

nale, je ne parlerai que de celles qui intéressent les deux organes réunis et spécialement l'épiploon.

Lorsque dans une hernie entéro-épiploïque l'intestin est sain, on le réduit; tandis que l'épiploon, dont la réduction serait dangereuse, est laissé dans la plaie. L'accord des chirurgiens est unanime sur ce point.

Or, avec cette pratique, l'issue de l'intestin à travers la plaie est toujours possible; et pour peu que le malade soit indocile ou ait du délire, la réduction sera difficilement maintenue, à moins que l'on n'emploie les bandages compressifs qui amènent si souvent des complications fâcheuses (telles que fusées purulentes) dans les plaies de la région inguino-crurale.

En supposant même que tout se passe très-bien, l'épiploon ainsi abandonné dans la plaie se tuméfie, il se recouvre de bourgeons exubérants, qui retardant indéfiniment la cicatrisation nécessitent des excisions ou des cautérisations plus ou moins fréquentes. Or, le meilleur moyen d'obvier à ces inconvénients est de lier à la fois le sac et l'épiploon.

La ligature avec un fil ordinaire est très-ancienne. « Depuis Galien qui a fait usage de cette ligature avec succès, tous les auteurs jusqu'à présent l'ont recommandée avec soin. » Ainsi s'exprime Pipelet l'aîné dans un travail dont je vais parler plus longuement.

Le passage suivant extrait des observations de chirurgie de Le Dran nous apprend comment on procédait alors à cette opération : « ..... Il ne restait plus que l'épiploon qui était presque noir. Je le tirai en dehors plus qu'il ne l'était; je fis aussitôt la ligature dans la partie saine et je le coupai à un pouce au-dessous de la ligature. » (*Observ. de chirurgie*, t. II, p. 53.)

Avant lui Pierre Franco voulait qu'on attirât au dehors l'épiploon afin de le lier le plus haut possible : « Le zirbus est facile à être tiré et nécessairement le faut oster s'il est ainsi, car aussi bien se corromprait-il. » Riolan, Dionis professaient des idées absolument semblables, qu'il suffit de signaler.

Mais J.-L. Petit commença à jeter le blâme sur cette opération qui, après les expériences de Pipelet, fut abandonnée par la plupart des chirurgiens.

Pipelet, dans son mémoire sur la ligature de l'épiploon (in *Mémoires de l'Académie roy. de chirurgie*, 1757, t. III, p. 394), combat la ligature de l'épiploon, parce que les parties qui se trouvent au-dessus du lien constricteur peuvent n'être pas toujours saines. Mais ce qu'il y a de plus intéressant dans ce travail, c'est la description du manuel opératoire : après avoir lié l'épiploon et réséqué ce qui était au-dessous de la ligature, *on le faisait rentrer dans l'abdomen; et, pour étaler l'organe comme à l'état normal, on secouait violemment le malade.*

Quant aux expériences qu'il entreprit sur des chiens avec l'assistance de Louis, elles ne sont pas concluantes, attendu qu'il ne parle pas de la mort de ces animaux; il constate seulement qu'ils étaient plus malades avec la ligature que sans elle.

Le procédé employé par cet auteur et ses expériences mêmes se passent de commentaires. Je crois sans peine qu'on devait éprouver de très-grands revers en agissant ainsi.

Mais aujourd'hui personne ne songerait à réduire avec la ligature un épiploon réséqué, personne n'oserait soumettre son malade à une gymnastique pareille. Aussi, après cette courte analyse, j'ose espérer qu'on n'ira pas chercher dans cet auteur des objections contre cette ligature.

Le procédé de ligature employé par M. Mollière diffère notablement de celui des anciens ; car, outre la ligature de l'épiploon, il cherche aussi à obtenir l'occlusion du péritoine. Pour cela il ouvre le sac avec la même précaution que dans les entérocèles, puis, l'intestin étant réduit, il attire l'épiploon au dehors, l'enveloppe dans le sac, jette une ligature très-serrée autour du collet et excise tout ce qui se trouve au-dessous d'elle. Ainsi pratiquée, l'opération répond à toutes les indications d'occlusion des entérocèles,

Malheureusement l'épiploon est un organe très-susceptible ; on sait avec quelle facilité il s'altère lorsqu'il est au contact de l'air. Tout cela rend les indications d'occlusion assez difficiles à déterminer. En effet, on ne peut pas sûrement prévoir s'il sera frappé de sphacèle et jusqu'où remontera la lésion ; cependant ce pronostic est indispensable pour savoir si l'on peut ou non former le péritoine.

Or, la traction que l'on fait subir à l'épiploon avant de le lier donne déjà une certaine sécurité au point de vue du sphacèle ; car il y a beaucoup de chances pour que la ligature porte sur une partie saine. D'ailleurs on voit rarement l'épiploon se gangrener très-loin dans la cavité abdominale, et, lorsque cette complication survient, elle est aussi bien fatale sans l'occlusion qu'avec elle.

On peut donc poser comme règle générale que l'épiploon doit être lié avec le sac toutes les fois qu'il n'est ni enflammé, ni gangrené.

Néanmoins il faut faire des réserves, car l'épiploon, sain en apparence, sera dans certains cas presque inévitablement frappé de gangrène ; c'est, par exemple, lorsque la hernie a subi un taxis forcé ou prolongé. On sait, en effet, que cette manœuvre compromet la vitalité des organes herniés et surtout de l'épiploon. Or, dans ce cas, l'occlusion est formellement contre-indiquée. A l'appui de cette idée, je cite l'observation suivante tirée de la pratique de Mollière :

Marie C..., âgée de 43 ans, entra à l'Hôtel-Dieu de Lyon le 24 octobre 1874. Cette femme portait une volumineuse hernie crurale antéro-épiploïque qui depuis la veille n'a pu être réduite. Ballonnement du ventre, vomissements, suppression des selles. On a déjà fait en ville des manœuvres de taxis. M. Mollière crut devoir les répéter après avoir endormi la malade. L'intestin ne pouvant rentrer, il dut en venir à la kélotomie. L'incision du sac mit le chirurgien en présence d'un intestin rouge sombre enveloppé d'une masse épiploïque assez considérable, mais qui avait un aspect parfaitement normal. On fit sur l'anneau un très-léger débridement en dehors et quelques manœuvres de dilatation. On réduisit l'intestin et l'épiploon. Pas de suture ; pansement compressif. Opium. Tout alla bien pendant huit jours et l'on croyait la patiente hors d'affaire, lorsque le neuvième jour il s'écoula une très-grande quantité de pus.

Le lendemain, même symptôme. Le surlendemain un lambeau sphacélé étant venu faire saillie entre les lèvres de la plaie fut saisi avec des pinces ; on amena ainsi un lambeau d'épiploon, long de 7 à 8 centimètres et gros comme le petit doigt. Une quantité considérable de pus s'écoula après l'ablation de cette eschare. Le jour suivant, un nouveau débris épiploïque est enlevé. Il n'y eut aucun phénomène inflammatoire du côté du péritoine, et au bout d'un mois, la malade quitta l'Hôtel-Dieu, complètement guéri.

On voit que dans ce cas l'occlusion se serait opposée à l'élimination des parties mortifiées et aurait certainement déterminé la mort.

Une autre contre-indication se tire du volume de l'organe hernié : la ligature d'une masse épiploïque trop volumineuse ne serait pas sans danger. Il vaut donc mieux s'en abstenir. Mais que faut-il entendre par masse volumineuse, en d'autres termes quel est le plus grand volume d'épiploon qui permette de faire la ligature sans danger ? L'observation résumée que je vais citer nous l'apprendra : Une vieille femme de 70 ans présentait une hernie entéro-épiploïque grosse encore *comme une pomme* après la réduction de l'intestin. L'épiploon, mis à nu, s'étala sur la région inguinale, congestionné, sillonné de grosses veines bleuâtres. Il fut cerné dans deux ligatures élastiques qui tombèrent au bout d'une dizaine de jours. Les suites de cette opération furent absolument simples. M. Mollière a revu la malade huit mois plus tard ; la tumeur ne s'était pas reproduite et la guérison était encore radicale.

Dans toutes mes observations le volume de l'épiploon est peu considérable (de la grosseur d'une noix environ), et je crois qu'il serait prudent de ne pas dépasser la limite maximum indiquée dans l'opération ci-dessus.

La congestion, la coloration livide de l'organe n'est pas une contre-indication à la ligature. L'observation III et celle que je viens de citer sont la preuve de ce que j'avance.

Il en est de même pour une forte constriction de l'épiploon au niveau de l'anneau (voyez les observations XV et XIX). Cependant il ne faudrait pas qu'elle ait duré trop longtemps.

Quand l'épiploon est uni à l'intestin par de fausses membranes, on doit les détruire pour permettre la réduction; et l'épiploon laissé dans le sac doit être lié avec lui.

Quant aux adhérences qu'il contracte avec le sac, loin d'être une contre-indication, elles sont au contraire très-favorables à la ligature. En effet, non-seulement cet organe est modifié ainsi au point de vue de sa texture anatomique, mais encore au point de vue de ses rapports avec l'abdomen : de cellulo-adipeux qu'il était, il tend à devenir fibreux, c'est-à-dire moins susceptible de s'enflammer. En second lieu, il a pour ainsi dire perdu son droit de domicile dans l'abdomen ; il fait désormais partie intégrante du sac modifié lui-même. Aussi, lors même qu'il viendrait à s'enflammer, cette complication aurait peu de tendance à envahir la cavité abdominale. Les observations XVI, XVII et XIX nous donnent des exemples d'épiploon adhérent au sac; dans ces trois cas, les suites de la ligature ont été des plus simples.

Je dirai donc comme conclusion : lorsque l'épiploon est en quantité peu considérable, qu'il est sain, qu'il n'a subi aucune tentative de taxis forcé ou prolongé, l'indication est de le lier avec le sac ; cette ligature aura une issue d'autant plus favorable qu'il sera plus adhérent à ce dernier.

CHAPITRE IV.

DE LA CURE RADICALE DE L'HERNIE ÉTRANGLÉE.

Je ne prétends pas traiter à fond cette question ; je veux seulement montrer à l'aide de quelques observations que cet heureux résultat si rarement obtenu avec la kélotomie ordinaire peut l'être avec la ligature élastique.

J'ai déjà montré que les anciens pratiquaient la ligature simple du sac dans les hernies non étranglées, afin d'en obtenir la cure radicale ; et pour avoir usé de ce moyen aussi longtemps qu'ils l'ont fait, il faut bien qu'ils aient eu quelques succès.

Néanmoins certains cliniciens d'une grande valeur ont proclamé hautement que nul procédé n'était capable d'amener la cure radicale si recherchée. De ce nombre est Goyrand d'Aix ; dans son livre de clinique chirurgicale paru en 1871, il passe en revue tous les procédés ; oblitération du sac ou de son collet, procédé de Belmas qui introduit dans le collet un corps étranger organique et résorbable, propre à produire une inflammation plastique, suture, acupuncture du collet, le bouchon épiploïque lui-même, rien n'est capable de prévenir la récidive ; les prétendus succès qu'on a obtenus sont dus à ce qu'on n'a pas revu les malades quelques mois après leur sortie de l'hôpital.

Pour ce qui concerne les procédés autres que la ligature du sac, Goyrand a peut-être des idées fort justes ; en effet, les adhérences d'une séreuse enflammée aux tissus voisins ne sont jamais bien solides. Le sac que l'on a laissé dans le trajet inguinal y contracte de faibles adhérences ; il se transforme en outre en une corde fibreuse qui, loin de boucher entièrement le trajet, n'en occupe qu'une faible partie ; de sorte qu'à la suite d'efforts répétés le péritoine trouvant une voie incomplètement fermée, s'y engage de nouveau.

La ligature, au contraire, détruit entièrement le sac, et la présence du fil irrite suffisamment les parois du trajet inguinal pour en provoquer l'adhésion solide.

La thèse de Mocquin que j'ai déjà citée renferme une observation dans laquelle le malade mourut deux mois après l'opération d'une hernie étranglée d'une maladie des organes urinaires. On avait fait l'occlusion du sac à l'aide de la pince caustique. A l'autopsie, on trouva une lame fibreuse résistante qui faisait adhérer les parois de la cavité autrefois occupée par le sac, au niveau de la fossette inguinale, on trouva une petite dépression un peu plus prononcée qu'à l'état normal ; le collet, en partie détruit par la cautérisation, se reconnaissait difficilement ; rien n'indiquait que la hernie eût une tendance à se reproduire.

Voilà ce que l'on obtient avec le procédé de Valette qui, en somme, diffère peu de la ligature élastique.

J'ai aussi un cas analogue à citer : le malade de l'observation Il sur lequel on avait pratiqué la ligature élastique, était en voie de guérison lorsqu'il mourut vingt jours après l'opération. L'autopsie permit de constater.

1° Que du côté de la cavité abdominale il n'y avait absolument rien d'anormal ;

2° Que la plaie péritonéale était solidement fermée par une cicatrice déjà fibreuse ;

3° Que toute l'épaisseur du trajet herniaire était oblitérée, qu'en un mot on paraissait avoir obtenu la cure radicale de la hernie.

Voilà donc deux autopsies assez encourageantes au point de vue de l'efficacité de la méthode. Mais ou pourrait m'objecter que ce sont des résultats trop immédiats pour être jugés à leur juste valeur et qu'ils n'infirment en rien les appréciations de Goyrand. Je répondrai par les observations suivantes que je me contente d'indiquer :

Obs. VIII. — Le malade a été revu *un mois* après la guérison ; elle semble radicale.

Obs. VII. — Le malade a été revu environ *quatre mois* après sa sortie de l'hôpital.

Enfin la femme de 70 ans, dont je viens de citer

l'observation aux indications des entéro-épiplocèles, fut revue *huit mois* et enfin *un an* plus tard et aucune tumeur ne s'était reproduite.

On voit par ces citations que la ligature élastique du sac peut amener, *temporairement au moins*, la guérison radicale du malade et définitivement peut-être s'il a soin de porter son bandage pendant une année ou deux après l'opération.

La ligature est donc le meilleur moyen à opposer à la récidive de toutes les hernies, même de celles qui contiennent de l'épiploon; car je crois comme Goyrand que le bouchon épiploïque est tout à fait illusoire. A mesure que cet organe perd ses caractères anatomiques normaux par son séjour dans le sac, il diminue de volume et finit par n'être qu'une simple corde fibreuse incapable de fermer le trajet qu'elle parcourt.

CONCLUSIONS.

1° L'occlusion du péritoine par la ligature élastique soustrait le malade aux dangers provenant de la suppuration ou des complications des plaies.

2° Elle maintient les organes dans l'abdomen quels que soient les efforts auxquels les malades se livrent.

3° Elle n'est pas dangereuse tant qu'on se conforme aux indications.

4° Elle peut amener la guérison radicale de la hernie.

5° La ligature élastique est le meilleur moyen de fermer le péritoine.

OBSERVATION I. — Hernie crurale étranglée; kélotomie; ligature élastique du sac; guérison.

La nommée Elisabeth R..., ménagère, âgée de 45 ans, entra le 4 février 1877 à l'Hôtel-Dieu de Lyon. Cette malade, qui de prime abord ne semble pas être bien robuste, a été opérée, il y a dix ans, par M. Laroyenne, chirurgien à l'hospice de la Charité à Lyon, d'une hernie crurale droite étranglée. Les suites de cette opération ont été très-simples. Aujourd'hui elle se présente avec tous les signes d'un étranglement herniaire. Il y a environ deux ans qu'elle s'est aperçue pour la première fois de la hernie qui vient de s'étrangler; c'est une petite hernie crurale marronnée, située dans l'aine gauche; son pédicule est assez mince. La malade n'a jamais porté de bandage.

Les accidents de l'étranglement remontent au 2 février à 9 heures du soir. Elle a subi le 2 un taxis d'une demi-heure, et le 4 une séance de 3/4 d'heure de taxis sans anesthésie. On n'a obtenu aucun résultat. Le 4, à 4 heures du soir, anesthésie par l'éther, taxis, inversion.

Sentant une hernie marronnée déjà douloureuse et craignant que le taxis fait les jours précédents ait amené des désordres, le chirurgien M. D. Mollière, pratique la kélotomie. Incision de la peau. Sac graisseux, médiocrement épais. Débridement sur l'anneau sans ouvrir le sac; taxis immédiat, insuccès. Ouverture du sac, débridemeut très-léger sur le collet : anse intestinale petite, peu congestionnée, reprenant rapidement son aspect normal sous l'influence de lotions tièdes. Réduction facile ; ligature élastique du sac ; pansement compressif.

5 et 6 février. Température normale; état général excellent ; pas de selles.

Le 8. Élévation brusque de la température à 40°. Rougeur autour de la plaie. Purgatif : deux selles copieuses. La malade est pansée suivant la méthode de Lister.

Le 9. On constate une légère fusée purulente. Température 38°.

La ligature élastique n'est tombée que le 5 mars, c'est-à-dire un mois après l'opération. (De tous les cas observés par M. Mollière, c'est le seul dans lequel la ligature soit restée plus d'une semaine). La plaie est linéaire, l'état général est excellent. La malade a quitté l'hôpital complètement guérie, portant un bandage. Notons, en terminant, que du côté droit où la kélotomie a été pratiquée il y a dix ans, la guérison a été radicale. (Les détails de cette observation ont été recueillis par M. Pangon, interne du service.)

(Empruntée au journal *Lyon Médical* 1877, t. XXV, p. 467.)

Obs. II. — Hernie étranglée ; sac double ; taxis, insuccès. — Kélotomie; ligature élastique du sac ; guérison. — Mort par érysipèle gangréneux ; autopsie.

Le nommé Charles D..., âgé de 62 ans, entre à l'hôpital porteur d'une hernie irréductible, le 17 mars 1877. Arrêt des selles depuis 24 heures. Coliques, ballonne-

ment du ventre. On sent dans l'aine une tumeur irrégulière assez volumineuse. Le malade est soumis à l'a-
nesthésie. Le taxis ne fait pas diminuer la tumeur. Une
ponction capillaire aspiratrice ne donne que quelques
gouttes de liquide. Le taxis restant sans résultat,
M. Mollière pratique la kélotomie. Il tombe sur un sac
épais, déshabité, communiquant par un orifice étroit
avec un second sac plus profond qui contient une
anse intestinale étranglée assez fortement. Débridement
très-superficiel. L'intestin paraissant sain il le réduit.
Il jette sur le collet une ligature élastique et le sac est
excisé.

Suites très-simples. Chute de la ligature le sixième
jour, Le 6 avril la plaie est presque entièrement cicatrisée. Déjà le malade est désigné pour être envoyé en
eonvalescence à Longchêne, quand il prend, le 7, un
érysipèle au niveau d'un ulcère variqueux. Cet érysipèle prend d'emblée la forme gangréneuse, et le malade
meurt le 8.

L'autopsie a permis de constater :

1° Que du côté de la cavité abdominale, il n'y avait
absolument rien d'anormal ;

2° Que la plaie péritonéale était solidement fermée
par une cicatrice déjà fibreuse ;

3° Que toute l'épaisseur du trajet herniaire était oblitérée, qu'en un mot on paraissait avoir obtenu une
guérison radicale de la hernie. (*Lyon Médical*, t. XXV,
p. 469.)

Obs. III. — Hernie crurale étranglée ; choléra herniaire ; kélotomie ; débridement en dehors du sac ; ligature élastique ; guérison rapide.

Barthélemy P..., âgé de 66 ans, tisseur, entre le 29 mai dans le service de M. Mollière. Il a depuis longtemps une hernie crurale droite, mais n'a jamais porté de bandage. Depuis trois jours sa hernie n'a pu rentrer. Vomissements de matières fécales ; extrémités froides ; pouls à peine perceptible ; voix éteinte ; facies grippé. Le chirurgien procède d'emblée à la kélotomie, sans faire de taxis, sans tenter non plus l'anesthésie. Il touche sur un sac épais contenant une petite hernie intestinale marronnée, rouge sombre. Un lobule épiploïque très-petit et noirâtre adhère au sac qui contient un peu de liquide et des fausses membranes adhérentes à l'intestin. Débridement en dehors, du sac sur l'anneau. Il peut alors attirer l'intestin au dehors, le dépouiller de la couenne fibrineuse qui le recouvre, le fomenter avec de l'eau tiède, et, comme cet organe reprend petit à petit son aspect normal, il le réduit. Ligature élastique du sac qui est excisé. *Pas de pansement.*

Suites parfaitement simples. Le malade échappant à la surveillance se lève le lendemain; néanmoins pas d'accidents. La ligature élastique tombe le 3 juin. Le 9 juin le malade ne présentant plus au niveau du siége de l'opération qu'un petit bourgeon charnu insignifiant, demande sa sortie et quitte l'hôpital pouvant déjà tolérer son bandage. La 1re selle n'a pourtant eu lieu que le 8 juin, la veille de son départ. Ce malade entré en plein choléra herniaire a donc pu quitter l'hôpital, en parfait état, avant le 15ᵉ jour de son opération. (*Lyon Médical*, t. XXV, p. 470.)

Obs. IV. — Hernie crurale étranglée ; débridement en dehors du sac ; ligature élastique ; guérison rapide.

La nommée Marie D...., âgée de 55 ans, porte depuis trois ans une hernie crurale gauche. Elle n'a jamais eu de bandage. Elle entre à l'hôpital le 30 mai ; mais sa hernie n'est pas rentrée depuis le 27, et à partir de ce moment elle vomit. Il y a aussi rétention d'urine. Arrêt des selles ; ballonnement du ventre peu accentué. La malade étant éthérisée, on procède au taxis simple, puis avec inversion et cela sans aucun résultat. Kélotomie : la hernie est exclusivement intestinale. Elle contient, baignée dans un liquide séreux, une anse intestinale très-congestionnée. Débridement sur l'anneau en dehors du sac à l'aide du bistouri guidé sur l'ongle. L'anse herniée est alors amenée au dehors sans aucune difficulté ; elle est fomentée avec de l'eau tiède, reconnue saine et réduite. Le soc est cerné dans une ligature élastique et excisé ; *pas de pansement*. On étend sur l'abdomen une couche de collodion pour l'immobiliser.

Le 2 juin, chute de la ligature élastique. La malade, échappant à la surveillance, se lève ; pas d'accidents. Le 3, première selle abondante pendant la nuit. Le 11 juin, la malade quitte l'hôpital complétement guérie et commence à porter son bandage. (*Lyon Médical*.)

Obs. V (résumée).—Hernie crurale étranglée ; opération de J.-L. Petit ; ligature élastique du sac , guérison.

La nommé Catherine Ch..., âgée de 58 ans, entre le 21 mars 1877 dans le service du docteur Mollière. Elle porte une hernie crurale gauche étranglée depuis le matin avec les symptômes classiques. On la soumet à l'anesthésie par l'éther. Taxis infructueux; la manœuvre de l'inversion échoue. Le sac est mis à nu par une incision, et sans l'ouvrir on débride légèrement sur l'anneau ; puis on renouvelle le taxis sur la tumeur ainsi mise à nu. Elle se réduit sans aucune difficulté. Le sac est alors cerné dans une ligature élastique et excisé.

Pas de pansement. Les suites ont été très-simples ; la ligature est tombée le 5e jour ; et quand la malade a quitté l'hôpital, le 18 avril, la cicatrisation était achevée déjà depuis plusieurs jours. (*Lyon Médical*, t. XXV, p. 472.)

Obs. VI. — Hernie crurale droite étranglée depuis le matin ; symptômes de choléra herniaire au début ; opération de J.-L. Petit ; ligature élastique du sac ; guérison.

Le Dr Mollière fut appelé une nuit par son confrère le Dr Branche auprès d'une femme de 82 ans, qui depuis le matin présentait tous les symptômes de l'étranglement herniaire. Il était en présence d'une malade affaiblie, vomissant sans cesse ; les extrémités étaient froides, le pouls filiforme. En outre elle souffrait depuis longtemps déjà d'un catarrhe pulmonaire. La hernie, sortie le matin même, n'avait pu rentrer malgré des efforts méthodiquement dirigés. Elle était du reste horriblement douloureuse. On ne pouvait songer à l'anesthésie. Il pratiqua donc la kélotomie : incision d'un pli cutané, dénudation de la tumeur ; avec un bistouri guidé sur l'ongle, débridement de l'anneau crural ; taxis direct, réduction facile. Le sac fut cerné dans une ligature élastique et excisé. *Pas de pansement.* Cette ligature tomba le 5ᵉ jour. Guérison rapide en 15 jours. (*Lyon Médical*, t. XXV, p. 472.)

Obs. VII.—Hernie inguinale double très-ancienne ; symptômes d'étranglement du côté de la hernie gauche ; ponction capillaire ; réduction. — Nouvel étranglement; taxis inutile ; kélotomie ; plaie intestinale ; suture absorbable ; réduction ; ligature élastique du collet; guérison.

Le nommé Ch. R..., tisseur, âgé de 61 ans, porte depuis vingt-cinq ans une hernie inguinale gauche, depuis dix ans une hernie inguinale droite. Ces deux tumeurs se réduisaient facilement. Le malade portait bandage et travaillait.

Le 20 juin 1875, à 10 heures du soir, il ne put, malgré des efforts réitérés, faire rentrer sa hernie gauche. Douleurs gauches vives; vomissements de plus en plus fréquents, bilieux d'abord et bientôt après fécaloïdes. Il fut admis à l'hôpital le 22 juin. Il y eut une selle peu abondante avant la visite; les symptômes de l'étranglement étant néanmoins très-évidents, le malade fut anesthésié par l'éther. L'examen de la tumeur permit de sentir une première masse inférieure, molle, puis une seconde tumeur plus dure située à la partie supérieure et directement en rapport avec l'anneau. Le diagnostic porté fut : hernie étranglée avec hydrocèle du sac. Après de très-légers efforts de taxis, M. Mollière fit la ponction capillaire à l'aide de l'aspirateur de Dieulafoy. Il retira de la sorte environ 125 grammes de sérosité fortement colorée par du sang. Une fois ce liquide évacué, la réduction se fit sans aucune difficulté.

Le soir, selles peu abondantes. Dans la nuit, vomissement des potions ingérées.

22 juin. Journée tranquille jusqu'à 6 heures du soir; mais à ce moment le patient ayant dérangé son bandage, sa hernie ressort. Malgré des efforts de taxis réitérés pendant l'anesthésie, exercés par l'interne de garde, la réduction n'est point obtenue. A minuit nouvelle anesthésie. Les symptômes sont les mêmes que la veille. Nouvelle ponction aspiratrice donnant environ 100 grammes d'un liquide hématique. Taxis énergique, inversion, insuccès absolu. Kélotomie : l'anse intestinale étranglée par le collet du sac présente une coloration noirâtre; en l'examinant, après avoir pratiqué le débridement, on trouve non loin de l'insertion du mésentère, une perforation assez large pour admettre l'extrémité du petit doigt. Comme le reste de l'anse herniée n'était pas très-altéré, la plaie fut fermée à l'aide de trois points de suture pratiqués au moyen de fils en boyau de chat (catgut) macérés dans l'huile phéniquée.

Réduction. L'orifice du sac est fermé à l'aide d'une forte ligature élastique ; le sac, facile à isoler, est enlevé. *Pansement simple*. Cordiaux, potion avec 10 centigr. d'extrait thébaïque.

Le 25. Les vomissements ont cessé ainsi que tous les symptômes d'étranglement.

Le 26. Deux selles dans la nuit. Le premier pansement est enlevé.

Le 29. Quelques légères douleurs dans la fosse iliaque.

2 août. Chute de la ligature élastique. La plaie est en grande partie cicatrisée.

Le 18. On constate une petite fusée purutente dans le scrotum ; drainage.

Le 18. On ouvre un petit abcès sur le trajet du cordon.

Le 22. La cicatrisation est à peu près complète.

Une phlébite variqueuse de la jambe gauche éclata le 28, sans cause appréciable. Le malade, après avoir éprouvé de violentes douleurs et des accès fébriles pendant lesquels la température s'éleva jusqu'à 41°, se rétablit complètement et put quitter l'hôpital à la fin du mois d'août, complétement guéri. Malgré les phénomènes généraux graves auxquels cette phlébite donna naissance, on n'eut rien à noter du côté de la cicatrice herniaire, et les fonctions abdominales s'accomplirent régulièrement.

M. Mollière a revu ce malade au mois d'octobre, en parfait état. La guérison ne s'était point démentie et l'état général était excellent.

(Les détails de cette observation ont été recueillis par M. Chauvet, alors interne du service. *Lyon Médical*, t. XXV, p. 499.)

Obs. VIII. — Hernie inguinale double, très-volumineuse à gauche
étranglement ; kélotomie ; réduction difficile à maintenir ; ligature
élastique du sac ; guérison.

Le nommé Pierre S..., vieillard cachectique, âgé de
66 ans, entre dans le service du Dr Mollière, le 18 avril
1877. Cet homme ne sait pas répondre aux questions
qu'on lui adresse. Ses extrémités sont froides, son re-
gard hébété. Depuis l'avant-veille, au dire de ceux qui
l'ont amené, il vomit des matières fécales abondantes.
Nous constatons à droite une hernie réductible, et à
gauche, dans le scrotum, une volumineuse tumeur,
dure, rénitente, irréductible, douloureuse. Il y a arrêt
des selles ; ce malade a déjà subi au dehors 3 tentatives de taxis inutiles.

19 mai, au matin. Le malade est apporté dans la
salle d'opérations : ponction exploratrice de la tumeur
avec l'aspirateur de Dieulafoy. On retire ainsi 200 gr.
de liquide louche, exhalant une odeur très-fétide et
rappelant si bien celle de la gangrène, qu'on en vient
immédiatement à la kélotomie, qui est pratiquée sans
anesthésie, l'état du malade ne permettant pas d'y
avoir recours. Le scrotum est rouge et sa peau est
déjà enflammée. L'incision donne issue à une quantité
considérable de liquide sanguinolent et met à nu une
anse intestinale dont l'aspect est à peu près normal.
Cependant il est impossible de réduire. L'anneau est
alors dilaté à l'aide du doigt. A ce moment, le malade
fait un effort violent et des anses intestinales nom-
breuses font éruption à travers la plaie. Elles sont méthodiquement réduites ; mais dès que le doigt du chi-

rurgien cesse de comprimer l'anneau, on les voit réapparaître. Une double ligature est alors jetée sur le sac, immédiatement en avant du collet.

Pas de pansement. — Le même jour, le malade se lève et va faire des efforts pour aller du ventre. Il délire; on a peine à le maintenir. Malgré les efforts auxquels il se livre, la hernie ne ressort pas. Chute de la ligature vers le 8ᵉ jour. Tous les accidents disparaissent et le malade quitte l'hôpital le 7 mai, en ne présentant plus qu'un petit foyer purulent dans le scrotum. Le malade a été revu le 2 juin en parfait état; la plaie est complètement cicatrisée et la hernie semble radicalement guérie. (*Lyon Médical*, t. XXV, p. 501.)

Obs. IX. — Hernie crurale gauche étranglée depuis trois jours ; kélotomie ; ligature élastique du sac ; guérison.

Catherine Br..., tisseuse, 42 ans, entre le 6 février 1878 à l'hôpital de la Croix-Rousse. Il y a trois jours, après un repas, apparition brusque à l'aine gauche d'une petite tumeur : coliques, vomissements bilieux le 4, fécaloïdes depuis le matin du 6. Absence complète de selles depuis le début.

Tentatives infractueuses de taxis le 6 au matin, avant l'entrée à l'hôpital.

Le 6, à 4 heures. Après anesthésie, kélotomie; débridement sur le ligament de Gimbernat; réduction, puis ligament élastique du sac.

Depuis le 7 jusqu'au 10, elle a comme température vaginale, maximum, 37,8 le matin, et 38,3 le soir.

Le 8. Elle a plusieurs selles diarrhétiques.

Le 10. Elle a 39,4 le soir. Rétention d'un peu de pus; on enlève les sutures.

Le 11 et les jours suivants, la température vespérale retombe à 38,8, puis 37,9. Deux selles.

Le 14. Température normale. Chute de la ligature élastique. A partir de ce jour, l'apyrexie est complète, les selles régulières. La cicatrisation est complète le 20. La malade sort guérie le 4 mars.

Cette observation est due à l'obligeance de M. le Dʳ Marduel.

Obs. X. — Hernie crurale droite étranglée ; kélotomie ; ligature élastique du sac ; guérison

Anne L..., 58 ans, tisseuse, entre le 20 janvier 1878 à l'hôpital de la Croix-Rousse.

Hernie crurale, datant de sept à huit ans, irréductible depuis le 18 à 6 heures du soir. Elle a des vomissements à partir de ce moment. Pas de selles. Avant d'entrer à l'hôpital, elle a subi des tentatives infructueuses de taxis. La malade vient de garder le lit assez longtemps pour une broncho-pneumonie.

Sa tumeur a le volume d'une petite noix ; elle est très-dure, mate, peu douloureuse au toucher. Le ventre n'est pas ballonné.

Cette malade, entrée à 7 heures du soir, est anesthésiée à 9 heures, et subit un nouveau taxis modéré et infructueux. On procède à la kélotomie : on arrive sur un intestin très-congestionné, presque noir, mais sans plaques gangréneuses ; il est fortement étranglé au niveau de l'anneau crural. Débridement sur le ligament de Gimbernat, réduction. Aussitôt après la rentrée de l'intestin, issue de 300 à 400 gr. de liquide péritonéal, citrin, très-albumineux. On pratique alors la ligature élastique du sac. Deux points de suture à la peau. Pansement simple.

Le 21. Température vaginale (soir) 38,8. Ventre non ballonné.

Le 22. Température vaginale (soir) 38,1. Selle légère dans la journée après un lavement.

Le 23. Température vaginale (soir) 37,5. Une selle pontanée.

Le 24. Apyrexie.

Le 27. Chute de la ligature.

Le 31. Cicatrisation complète.

25 février. La malade quitte l'hôpital en parfait état. (Observation due à l'obligeance de M. le Dr Marduel.)

Obs. XI. — Hernie crurale droite étranglée ; kélotomie ; ligature élastique du sac ; guérison.

Catherine B..., âgée de 53 ans, blanchisseuse, est affectée depuis six ans d'une hernie crurale droite, accompagnée de douleurs lombaires vives, de constipation habituelle et quelquefois de vomissements bilieux. Il y a trois ans, sur le conseil d'un médecin, la hernie fut réduite et maintenue au moyen d'un bandage.

A la fin de mai 1878, le bandage s'étant cassé, la malade n'en porta plus et la hernie demeura non réduite. Le 27 septembre, dans la matinée, de violentes douleurs lombaires se manifestèrent, s'accompagnant de vomissements alimentaires qui devinrent fécaloïdes le soir ; pas de selle depuis le 27 au matin. Le 28, le taxis fut pratiqué dans l'après-midi avec modération, mais sans succès, et la malade fut envoyée à l'hôpital de la Croix-Rousse où elle entra à 7 heures du soir.

Le 28 septembre, à huit heures et demie du soir, le Dr Marduel constate la présence dans l'aine droite d'une tumeur de volume d'une grosse noix, douloureuse, irréductible, légèrement sonore. Il n'y a pas eu de selle ce jour-là. Bien que les vomissements aient cessé depuis deux heures de l'après-midi, il se décide à intervenir immédiatement. La malade est anesthésiée : un taxis modéré reste sans résultat. On pratique la kélotomie à neuf heures du soir : sac très-mince, adhérant en partie aux tissus circonvoisins. Le sac ouvert, il s'écoule un peu de sérosité et l'on trouve une anse intestinale fortement congestionnée, avec étranglement très-serré au niveau du collet. Débridement sur le ligament de Gimbernat ; réduction. Puis le sac, un peu détaché de ses adhérences, est serré dans une ligature élastique.

Le 29. La nuit a été bonne ; il n'y a pas eu de vomissements ; le ventre est un peu météorisé ; température vaginale, 38°,7 ; le soir, 39°. — Bouillon.

30 septembre. Une selle le matin ; température du soir, 39°.

1er octobre. On enlève les sutures ; il y a une selle assez abondante ; température du soir, 38°,5.

Le 6. Langue blanche, anorexie, malaise général ; le soir, température 39°,3 ; diarrhée. Localement, la réuniou est à peu près complète, à peine une légère suppuration.

Le 7. Deux selles diarrhéiques ; température du soir, 38°,2.

Le 8. Chute de la ligature élastique ; une selle le soir.

Le 9. Langue rosée, humide ; ventre souple ; plus de diarrhée ; température du soir, 38°,1.

Depuis ce moment, la température est normale, les selles régulières, l'appétit bon.

Le 16. Il ne reste plus qu'un demi-centimètre de cicatrisation superficielle à réaliser. Depuis trois jours la malade se lève pour aller à la garde-robe.

Le 22. Cette femme quitte l'hôpital complètement guérie ; les selles sont régulières et la digestion normale.

(Observation due à l'obligeance de M. le Dr Marduel.)

Obs. XII. — Hernie crurale droite étranglée depuis huit jours ; kélotomie ; ligature élastique du sac ; mort.

Pierre T..., âgé de 66 ans, terrassier, entre le 22 octobre 1876 à l'Hôtel-Dieu de Lyon.

Ce vieillard, cachectique, est sorti depuis peu d'une salle de médecine de l'hôpital de la Croix-Rousse, où il était traité pour une maladie nerveuse. Comme il ne peut répondre aux questions qu'on lui pose, les parents donnent les renseignements suivants : il est atteint d'hémiplégie ancienne, avec aphasie ; sa hernie est étranglée depuis huit jours ; il vomit des matières fécales depuis six jours. Il est dans un état de prostration très-grande ; son facies est grippé ; sa bouche est recouverte d'un enduit noirâtre et largement ouverte.

Il présente dans le pli de l'aine, du côté droit, une hernie petite et très-dure qu'un rebouteur a essayé de réduire.

Comme l'état général du malade est très-mauvais, que son pouls est petit et ses extrémités froides, la kélotomie est pratiquée sans anesthésie.

On pratique une incision sur la tumeur ; on met à jour, lorsque l'on croit avoir ouvert le sac, une masse ressemblant complètement à une anse intestinale. Cette masse est très-injectée à la suite du taxis prolongé praiqué par le rebouteur. Débridement sur l'anneau. Puis cette masse, à aspect intestinal, est incisée. Au fond du sac qu'on vient d'ouvrir, on retrouve une petite anse intestinale qui n'offre aucune trace de sphacèle. Elle est refoulée dans l'abdomen et rentre facilement. Le sac est compris dans une ligature élastique et excisé au-dessus de cette ligature.

Après l'opération, le cours normal des matières fut immédiatement rétabli ; les vomissements cessèrent. Mais l'état général du malade ne s'améliora pas, malgré les toniques administrés ; il resta dans le subdélirium, se livrant dans son lit à des efforts et des mouvements désordonnés ; malgré cela la hernie fut parfaitement *contenue* par la ligature élastique *en l'absence de tout pansement.*

La mort arriva le 24 au matin, sans que le malade ait présenté une haute température et sans symptômes de péritonite.

Malheureusement l'autopsie n'a pu être faite.

Obs. XIII. — Double hernie crurale étranglée à gauche ; épiplocèle à droite ; kélatomie ; ligature élastique du sac à gauche ; large débri_ dement ; écoulement continuel de liquide ascitique ; guérison.

Pierre N..., 59 ans, cultivateur, entre le 13 septembre 1878 à l'Hôtel-Dieu de Lyon, salle Saint-Sacerdos.

Ce malade est porteur de deux hernies : 1° une hernie crurale épiploïque à droite, légèrement enflammée et douloureuse ; pas de symptômes d'étranglement ; selles normales, expectation.

2° Il est atteint aussi d'une hernie crurale gauche qui s'est étranglée le 10 septembre par suite de la suppression du bandage que le malade portait ordinairement. Avant son entrée à l'hôpital, un médecin de la ville a fait un taxis de vingt minutes sans résultat.

La hernie est assez volumineuse, très-douloureuse et complètement irréductible. Outre les symptômes de l'étranglement, tels que vomissements fécaloïdes, suppression des selles, etc., on constate une cirrhose du foie, une ascite peu volumineuse résultant de l'alcoolisme ; enfin un mauvais état général.

Le 13 au soir, kélotomie : ouverture du sac : il s'écoule une très-grande quantité de sérosité citrive provenant de l'ascite. L'intestin est rouge, congestionné, sans plaque de sphacèle. Le chirurgien fait un large débridement sur le collet qui est ainsi traversé dans toute son épaisseur. Réduction facile. Le sac est compris dans une ligature élastique. Le lendemain de l'opération et les jours suivants, la sérosité continue à sortir par la plaie faite au collet ; il s'en est écoulé une quantité qu'on évalue approximativement à un demi-litre.

Bon aspect de la plaie ; état général aussi bon que possible. La température n'a jamais dépassé 39°. La plaie s'est très-bien cicatrisée, la cavité abdominale s'est refermée, et le malade, sorti de la salle de chirurgie, est entré dans un service de médecine pour y faire traiter sa cirrhose.

(Cette observation a été recueillie dans le service de M. Poncet, suppléant du professeur Ollier.)

Obs. XIV. — Hernie inguinale étranglée ; taxis ; inversion, réduction en masse ; kélotomie ; ligature élastique ; guérison.

Louis Gewinne, ouvrier typographe, entre à l'Hôtel-Dieu de Lyon le 7 juillet 1878.

Ce malade est porteur d'une hernie ingninale qu'il maintient habituellement à l'aide d'un bandage. Ce jour-là, ayant négligé cette précaution, il sentit sa hernie devenir douloureuse, en même temps qu'irréducti-ble. Il vint sans plus tarder à l'hôpital.

M. Mollière employa le taxis et l'inversion qui amenèrent effectivement la réduction de la hernie ; mais après cela, les accidents ayant persisté, et voyant qu'il avait opéré une réduction en masse, il fit sur le trajet inguinal une incision qui lui permit de retrouver le sac. Ce dernier, attiré au dehors, fut ouvert ; l'intestin qu'il contenait ayant été reconnu sain, fut réduit après débridement sur le collet, et une ligature élastique fut jetée autour du sac. Elle tomba le 7e jour de l'opération. Pendant ce temps là, les choses se passèrent sans aucun incident fâcheux. Un mois après l'opération, le malade fut envoyé en convalescence à l'hôpital Sainte-Eugénie d'où il revint le 21 août entièrement guéri.

Hernies entéro-épiploïques.

Obs. XV.— Hernie crurale entéro-épiploïque étranglée depuis vingt-six heures ; kélotomie ; ligature élastique du sac et de l'épiploon ; guérison.

Antoinette D..., 79 ans, dévideuse, entre le 7 juillet 1878 à l'hôpital de la Croix-Rousse dans le service du D' Marduel. Cette femme, atteinte depuis sept ou huit ans d'une hernie crurale droite facilement réduite et maintenue à l'aide d'un bandage, fait un effort le 6 juillet à 6 heures du soir en soulevant un fardeau. La hernie sort immédiatement et devient le siége d'une douleur vive et d'un gonflement assez accentué. La malade essaye en vain de la réduire. Le lendemain 7 juillet, elle ne put garder aucune nourriture, eut des vomissements alimentaires et bilieux, en même temps de vives douleurs dans l'abdomen. Un médecin appelé fil des efforts infructueux de taxis et envoya la malade à l'hôpital.

Le 7, à 9 heures et demie du soir, la malade est anesthésie. Le taxis est de nouveau sans résultat, et l'on procède immédiatement à la kélotomie. Le sac ouvert, on est en présence d'une hernie entéro-épiploïque. L'anse intestinale cachée sous l'épiploon est fortement serrée au niveau de l'anneau. Celui-ci est débridé sur le ligament de Gimbernat; l'intestin est facilement réduit. On comprend alors dans une ligature élastique fortement serrée le sac et l'épiploon; la portion d'épiploon qui se trouve en dehors de la ligature est excisée à 4 ou 5 millimètres au-dessous de celle-ci, et trois points de suture réunissent la plaie superficielle.

La température (vaginale) qui, dans les premiers jours, a oscillé entre 38° et 39°,2, chiffre maximum, redescend, au bout d'une semaine, au chiffre normal.

Après l'opération, les vomissements cessent.

Le 10. Selle provoquée par un lavement; puis selles régulières les jours suivants.

Du 13 au 15. Suppuration sous-cutanée qui nécessite l'enlèvement des sutures. Cette suppuration va en diminuant jusqu'à la chute de la ligature, le 24 juillet. Cicatrisation complète le 27. La malade sort le 28 en parfait état. (Observation due à l'obligeance de M. le Dr Marduel.)

Obs. XVI. — Hernie crurale droite étranglée depuis cinq jours; sac-épiploïque ; ligature élastique du sac et de l'épiploon ; guérison.

Louise Ch..., 67 ans, coquetière, entre le 30 janvier 1878, à l'Hôtel-Dieu de Lyon, dans le service du Dr Mollière. Cette malade est affectée, depuis plusieurs années, d'une hernie crurale droite. L'étranglement remonte à cinq jours, pendant lesquels elle a eu une suppression des selles et des vomissements de matières fécales. Néanmoins l'état général est assez satisfaisant.

Le même jour, la malade est anesthésiée. Kélotomie :

la peau incisée, le chirurgien tombe sur un sac épiploïque qui, incisé à son tour, laisse voir l'intestin exempt de toute lésion. Une tentative de débridement sur l'anneau en dehors du sac ayant échoué au point de vue de la réduction, celle-ci s'opère sans difficulté après le débridement du collet du sac. L'épiploon qui adhère au sac est attiré au dehors et compris en même temps que lui dans une ligature élastique. — Pansement de Lister.

31 janvier. La malade a eu quelques vomissements fécaloïdes dans la nuit. Pas encore de selles ; peu de fièvre. — Le pansement de Lister est remplacé par des cataplasmes.

2 février. Plus de vomissements. Un lavement simple a amené une selle. Bon état de la plaie. — Nourriture légère.

Le 7. Jusqu'à ce jour la malade a eu des selles au moyen de lavements. Les cataplasmes ont été continués. La ligature se détache. Pas de fusées purulentes. La plaie a très-bon aspect ; l'état général est excellent.

Le 20. La cicatrisation marche bien, l'état général est excellent ; les selles sont normales.— Pansement de Lister, sans plus de contention que pour les cataplasmes.

Le 23. La cicatrisation est presque complète ; la plaie est tout à fait superficielle.

Le 25. La malade sort de l'hôpital avec une plaie linéaire. (Observation recueillie par M. Bonnefoy.)

Obs. XVII. — Hernie crurale entéro-épiploïque; ligature élastique du
sac et de l'épiploon ; guérison.

Depuis 1870, la nommée Marie F... porte une hernie
crurale. Elle n'a donné lieu à aucun accident jusqu'à
ces derniers jours. Mais depuis le 7 février, c'est-à-dire
depuis cinq jours, elle n'est pas rentrée; elle est devenue
douloureuse. Ces douleurs, qui sont assez violentes, ont
débuté brusquement à la suite d'un effort. Presque aussitôt les vomissements ont commencé. La malade a fait
alors appeler un *pharmacien*, qui n'a pas hésité à faire
une séance prolongée de taxis. Insuccès. Le lendemain
on mande un médecin; car les symptômes de l'étranglement deviennent plus intenses. Nouvelle séance de
taxis pendant un quart d'heure. Pendant les deux jours
suivants, la malade est abandonnée aux ressources de
la nature. Elle vomit toujours. Enfin, le 11 février, elle
fait appeler encore un autre médecin qui lui enjoignit
d'entrer à l'hôpital, sans faire de nouvelles tentatives de
réduction.

A son entrée, le 12, on constate un léger ballonnement du ventre ; les vomissements on cessé la veille au
soir; mais la tumeur est toujours douloureuse et il n'y
a pas de selles. C'est une petite hernie crurale droite,
marronnée, douloureuse. L'état général est excellent.
Néanmoins, en raison de l'ancienneté de l'étranglement, on ne fait aucune tentative de taxis. Anesthésie
par l'éther. Incision de la peau : sac péritonéal très-
mince contenant peu de liquide. M. Mollière constate
un pincement de l'intestin qui n'est étranglé que sur la

moitié de son calibre, et forme une petite tumeur rosée grosse comme une noisette. Dilatation du collet à l'aide du doigt ; l'intestin est attiré au dehors ; il est parfaitement sain. Il n'y a pas de sillon sensible au niveau du point où il était étranglé. Le sac contient en outre un lobe d'épiploon du volume d'une petite noix ; il adhère intimement au sac.

L'intestin est réduit sans difficulté et une ligature élastique est jetée sur le collet du sac ; elle étreint à la fois le sac et l'épiploon qu'il renferme ; on les excise au-dessous de la ligature. Les suites ont été parfaitement simples ; le fil élastique est tombé le dixième jour, et la malade, entrée le 12 février, a quitté l'hôpital le 1er mars. La plaie est complètement cicatrisée et elle tolère déjà son bandage. (*Lyon Médical*, t. XXV, p. 505.)

Obs. XVIII. — Hernie inguinale double ; phénomènes d'étranglement ; double kélotomie ; épiplocèle et ligature élastique à droite ; anus contre nature spontanée à gauche ; guérison.

Le sieur S. P... entre le 28 mai 1877 dans le service du Dr Mollière. Cet homme, qui est âgé de 64 ans, est porteur, depuis une trentaine d'années, d'une hernie inguinale double. Le matin de son entrée, il a ressenti à la suite d'un efforts, de vives douleurs au niveau de ses hernies ; coliques violentes ; vomissements ; pouls petit, facies altéré. Comme le malade affirme que ses hernies sont rentrées et que d'autre part on ne sent que le sac en apparence vide, l'interne du service prescrit un purgatif qui reste sans effet.

Le 29, au matin, à la visite, les phénomènes constatés

la veille par l'interne, s'étant aggravés et les vomissements persistant, le Dr Mollière fit éthériser le malade
et pratiqua la kélotomie.

A droite, il n'y avait qu'un sac épais, graisseux,
contenant un peu d'épiploon. Ce sac fut cerné dans
une ligature élastique et excisé. A gauche, le chirurgien
tomba sur un sac déshabité, vide, ne contenant qu'un
peu de sérosité. Il étala alors ce sac en tirant sur ses
bords à l'aide de pinces afin d'apercevoir l'orifice de son
collet. Cette manœuvre suffit pour ouvrir le collet que
la pression intra-abdominale fermait, et aussitôt un
flot de matières fécales verdâtres s'échappa par son calibre. On était donc en présence d'un anus contre nature, mais la situation de l'intestin restait ignorée. Une
sonde en gomme introduite à travers cet orifice étroit,
pénétra sans difficulté, et lorsqu'elle fut entrée à environ
20 centimètres de profondeur, il s'écoulait toujours des
matières fécales par son calibre. L'intestin perforé était
donc en rapport avec la paroi abdominale, et la perforation en rapport avec l'orifice du sac.

Le sac fut fixé à la peau à l'aide de quelques points
de suture métallique, une épaisse couche de collodion
fut étendue sur le ventre, et le malade fut transporté
sur son lit. Opium à l'intérieur. Pas de pansement ni à
droite ni à gauche. Le soir même, selles copieuses.

Le 30. Abdomen souple; quelques matières s'écoulent
par la plaie, mais en petite quantité.

Le 31. Abdomen souple, selle copieuse; et pourtant
le malade s'est levé malgré les recommandations con-
traires.

Dès le 4e jour, les matières cessèrent de s'écouler par

la plaie et les selles redevinrent normales et quoti-
diennes.

La ligature élastique placée sur la hernie droite
tomba le quatrième jour.

Cette rapide guérison a été obtenue malgré une sto-
matite pultacée avec gonflement des gencives et ulcé-
rations gangréneuses de la muqueuse buccale et lin-
guale qui faillit faire périr le patient et ne s'amenda
que sous l'influence d'irrigations fréquentes avec une
solution de permanganate de potasse.

Néanmoins, le 28 juin, le malade, qui se lève depuis
plusieurs jours, n'a plus que 2 petites plaies superficielles dans les aines. Ces plaies étaient complètement
cicatrisées lorsqu'il a quitté l'hôpital.(*Lyon Médical.*)

OBS XIX. —Hernie inguinale réductible et crurale étranglée [toutes les
deux à droite) ; kélotomie ; ligature élastique du sac ; mort à la suite
d'indigestion, quinze jours après la kélotomie.

L'Instruiseur, âgé de 67 ans, entre à l'Hôtel-Dieu de
Lyon, le 20 janvier 1877, salle Saint-Sacerdos. Il est
porteur d'une hernie crurale droite étranglée.

Voici les renseignements qu'on obtient : depuis plusieurs années il portait une hernie crurale à droite,
partiellement réductible, mais ne rentrant jamais complétement. En même temps et du même côté, il présentait une petite hernie inguinale facilement réductible qu'il maintenait réduite au moyen d'un bandage.

Le 18 janvier au soir, après des efforts de toux, il
ressentit dans l'aine une douleur qui se continua pendant la nuit; et pendant cette nuit il eut une selle.

Le 19, il eut quelques vomissements, mais pas de selle.

Le 20, il se rend à pied à l'hôpital, accusant si peu de symptômes que l'interne de poste hésite presque à l'admettre. Reçu à la salle Saint-Sacerdos, il ne vomit pas, ne se plaint aucunement et ne présente aucun symptôme de nature à attirer l'attention des personnes du service ; à une heure, il prend du bouillon, puis une petite soupe sans vomir. Pas de selles.

A la visite du soir, on constate dans le triangle de Scarpa, du côté droit, une tumeur du volume d'une petite pomme, légèrement mobile, pédiculée à sa partie profonde. Elle est rénitente, peu sensible à la pression.

On administre une purgation qui est vomie vers huit heures du soir ; à dix heures et demie on revoit le malade ; il ne peut supporter la compression qui le fait beaucoup souffrir. M. Mollière fait anesthésier le malade : taxis, inversion sans succès. On pratique alors la kélotomie : à l'ouverture du sac, on trouve, au milieu d'un liquide sanguinolent, de l'épiploon et une masse intestinale légèrement adhérente et serrée très-fortement de manière à constituer un pédicule très-étroit. Débridement superficiel sur le collet. On attire au dehors l'intestin qui présente l'empreinte très-marquée d'une violente constriction. Néanmoins, il n'y a ni plaques de sphacèle, ni perforation. L'intestin est réduit après avoir repris sa teinte normale sous l'influence de lotions tièdes. Puis, l'épiploon est enfermé dans le sac et compris avec lui dans une ligature élastique.

Pansement légèrement compressif ; badigeonnage au collodion sur tout l'abdomen. Le lendemain 21 janvier les vomissements ont cessé ; bon état général ; le malade a 3 selles ; on enlève le collodion qui le gêne.

A partir de ce moment, tout se passe aussi régulièrement que possible, lorsque vers le 1er février, c'est-à-dire dix jours après l'opération, il éprouve des coliques avec diarrhée que l'on rapporte à une indigestion de pommes.

Le 3, constipation et quelques vomissements qui continuent le 4 et le 5.

Le 5, météorisme considérable surtout dans la portion supérieure de l'abdomen où l'on aperçoit une barre transversale très-nette limitant ce météorisme. On fait une ponction capillaire avec l'appareil de Potain ; elle n'amène pas de soulagement appréciable. Dans la nuit du 5 au 6, mort. Pas d'autopsie.

Le malade a succombé à des accidents cholériformes ; sa plaie était complétement cicatrisée et il allait sortir de l'hôpital.

Paris. — A. PARENT, imprimeur de la Faculté de Médecine, rue M.-le-Prince, 29-31.

www.ingramcontent.com/pod-product-compliance
Lightning Source LLC
Chambersburg PA
CBHW071243130726
47998CB00003B/1040